Triff bessere Entscheidungen!

Gesund, reich und glücklich

Strategien, mit denen Du Deine Gesundheit,

**Deinen Wohlstand und Dein Glück dauerhaft
verbessern kannst**

Auflage 2017 November
ISBN-13: **978-1979365574**
ISBN-10: **1979365571**

Copyright © 2017 D. Werner

Email: <u>dwerner@buch-autoren.de</u>
Impressum:

D.Werner

c/o Autoren.Services

Zerrespfad 9

53332 Bornheim
Gestaltung: Martin M. Photography
Bilder:Pixaby.com Photography

D. Werner

Triff bessere Entscheidungen!

Gesund, reich und glücklich

Strategien, mit denen Du Deine Gesundheit,

Deinen Wohlstand und Dein Glück dauerhaft verbessern kannst

Inhaltsverzeichnis

Einleitung

Du hast seit einiger Zeit das Gefühl, es läuft nicht mehr so richtig „rund"? Hast permanent Stress im Job, aber am Ende des Geldes ist doch immer noch zu viel Monat übrig?

Vielleicht möchtest Du ein paar Kilos abnehmen, vielleicht schläfst Du momentan nicht gut? Oder Du hast das Gefühl, Du bist vielleicht nicht wirklich unglücklich, aber richtig „glücklich" - das stellst Du Dir auch anders vor?

Dieses Buch soll Dir einen „Schubs" in die richtige Richtung geben. Oder am besten gleich mehrere. Es zeigt Dir Wege und Strategien auf, wie Du wichtige Bereiche Deines Lebens mit den richtigen Entscheidungen verbessern kannst, und zwar Deine Gesundheit, Dein Glücksempfinden und Deine finanzielle Situation.

Ich wünsche Dir ganz viel Spaß beim Lesen und Ausprobieren!

Strategien für eine verbesserte Gesundheit

Wie heißt es immer so schön auf Weihnachts- oder Geburtstagskarten? „Ich wünsche Dir ein wunderschönes neues (Lebens) jahr, und vor allem Gesundheit!" Was wie eine Floskel klingt, ist in Wirklichkeit tatsächlich das Beste, was man jemandem wünschen kann – denn die Gesundheit ist unser höchstes Gut! Leider erkennen viele ihren Wert erst, wenn sie sie bereits verloren haben oder wenn sie sich deutlich verschlechtert hat.

Deshalb soll das erste Kapitel dieses Buches dem wichtigsten, was wir besitzen, gewidmet sein – unserer Gesundheit. Im Folgenden erfährst Du, was Du alles tun kannst, um Deine Gesundheit zu verbessern und möglichst lange, am besten bis zu Deinem hoffentlich noch in weiter Ferne liegenden Lebensende zu erhalten.

Vermeide Stress!

Stress - das ist mittlerweile ein derart inflationär gebrauchtes Wort, dass viele von uns gar nicht mehr wissen, dass dieses Wort eigentlich keine alltägliche Situation, mit der man sich mehr oder weniger abfinden muss, sondern ein ernsthaftes Alarmzeichen für die Gesundheit beschreibt.

Wenn stressige Situationen nur hin und wieder und nur in Maßen auftauchen, ist das noch kein Grund zur Sorge.

Im Gegenteil – handelt es sich nicht um einen Dauerzustand, kann Stress sogar anregend und motivierend wirken.

Aber viel zu viele Menschen sind heutzutage mehr oder weniger permanent von Stress betroffen – und das geht oft bereits in der Grundschule los! Nicht wenige Kinder sind nicht nur in der Schule, sondern auch in der Freizeit permanentem Druck ausgesetzt – seien es die schulischen Anforderungen oder die minutiöse Verplanung der Zeit außerhalb der Schule im Sportklub, in der Musikschule oder beim Chinesisch-Kurs.

Und was das Berufsleben betrifft – hier sind es bei weitem nicht nur die Top-Manager und Direktionsassistenten, die unter Stress leiden, das gilt ganz genauso für „einfache" Büroangestellte, für Handwerker oder Verkäuferinnen.

Viele von uns sind im Alltag mehr oder weniger einem permanenten Stresslevel ausgesetzt. Bereits am frühen Morgen geht es los, nachdem man sich nach viel zu wenig Schlaf aus dem Bett quält, nach einem zu hastigen oder schlimmstenfalls sogar ausgefallenen Frühstück das Haus verlässt, um die nächsten etwa 10 Stunden erst einmal im Stau zu stehen, dann im Job von einem Termin oder von einer Aufgabe zur nächsten zu hetzen. Oft bleibt nicht einmal Zeit für eine Mittagspause. Nach Feierabend werden mehr oder weniger zwischen Tür und Angel noch die Kinder „abgefertigt", und am Ende des Tages sinkt man zu Tode erschöpft ins Bett, nur, um doch wieder keinen wirklich erholsamen Schlaf zu finden.

Erkennst Du Dich wieder – zumindest teilweise? Ein solcher Lebensstil ist der Gesundheit auf keinen Fall zuträglich und endet nicht selten im Burnout bis hin zur Depression, Schlaf- und/oder Essstörungen oder Herz-Kreislauf-Erkrankungen. In den letzten ca. 20 Jahren ist laut einer Studie der AOK die Anzahl von durch Stress ausgelösten psychischen Krankheiten um sage und schreibe 80 % gestiegen!

Allerhöchste Zeit also, die Notbremse zu ziehen, und dem Dauerstress den Kampf anzusagen!

 Wie das geht? Das geht am besten mit den sogenannten drei Säulen gegen den Stress, und diese sind:

- ✓ Bewegung
- ✓ Entspannung
- ✓ Genuss

Bewegung

Eine sehr gute Methode zum Stressabbau ist Bewegung. Keine Ausrede, von wegen keine Zeit, weil ja zu viel Stress! Täglich 30 Minuten Zeit für sportliche Betätigung findet jeder! Such Dir einen Sport, der Dir wirklich Spaß macht und übe ihn konsequent aus! Am besten einen, den Du an der frischen Luft machen kannst, wie beispielsweise Joggen, Walken oder Fahrradfahren. Auch Schwimmen oder Reiten sind hervorragende Stresskiller! Übrigens ist Bewegung nicht unbedingt an einen aktiven Sport gebunden. Es gibt im Alltag so viele Möglichkeiten, sich zu bewegen! Es muss nicht immer das Auto für den Weg zur Arbeit sein – nimm wenigstens hin und wieder das Fahrrad. Oder verbinde das Nützliche mit dem Angenehmen – und nutze den Arbeitsweg für einen Spaziergang an der frischen Luft!

<u>**Entspannung**</u>

In Sachen Entspannung sind uns die fernöstlichen Kulturen um Einiges voraus – gehören doch Entspannungstechniken dort nach wie vor viel mehr zum Alltag als hierzulande. Vielen Menschen hilft das Erlernen solcher Techniken bei der Stressbewältigung. Wie wäre es also mit einem Kurs in Yoga, Meditation, Autogenem Training oder Qi Gong? Seit ich die Meditation in meinen Alltag integriert habe, ist Stress für mich nur noch ganz selten ein Thema. Und da dieses Buch nicht nur graue Theorie, sondern echte Lebenshilfe sein soll, gibt es hier als kleinen Bonus eine Meditationstechnik und eine Yoga-Übung zum Nachmachen und Verinnerlichen:

Die Stein-Meditation

Zunächst machst Du einen Spaziergang, während dessen Du besonders schöne Steine sammelst. Am besten am Strand oder im Wald.

Wieder zu Hause, suchst Du Dir den Stein aus, der Dich am meisten anspricht. Schau ihn Dir zunächst genau an:

- Welche Farbe(n) hat der Stein?
- Wie fühlt sich seine Oberfläche an?

- Wie riecht er?

- Wie schwer ist er?

- Hat er Kanten und/oder Bruchstellen?

Dann schließe die Augen und fühle Deinen Stein. Fühle die Oberfläche nun mit geschlossenen Augen. Spüre die Bruchstellen und Kanten. Wie riecht er jetzt?

Begib Dich mit dem Stein nun auf eine Zeitreise. Was glaubst Du, wie alt der Stein bereits ist? Wo mag er herkommen? Was mag er bereits alles „erlebt" haben? Wo ist er schon hingerollt, welche Wasser haben ihn bereits geschliffen?

Als nächstes begibst Du Dich auf eine Zeitreise in die andere Richtung. Was wird der Stein alles noch „erleben"? Wird er einen Waldweg zieren, wird er mit einem Fluss ins große weite Meer gespült werden?

Atme noch einmal tief durch und beende die Übung. Kehre ins Hier und Jetzt zurück. Schau Dir den Stein ein letztes Mal an und verabschiede Dich von ihm. Bedanke Dich für die Erfahrung.

Quelle:
http://www.achtsamkeit24.de/achtsamkeitsuebungen-achtsamkeitsmeditation-anleitung-information.html

Mehr zum Thema Achtsamkeit kannst du Dir z. B. in folgendem Buch: Achtsamkeit - Frei von Stress und Sorgen von T.Breise anlesen, oder aber mehr Ruhe durch das Anti-Stress Ausmalbuch: Malbuch für Erwachsene erlangen.

Yoga-Übung: Das Brett

1. Leg Deine Handflächen und Unterarme flach auf den Boden auf, sie sollten etwa schulterbreit auseinander stehen und bis zu den Ellenbogen eine Linie bilden. Dann läufst Du mit den Füßen rückwärts – so lange, bis Dein Körper sich in einer geraden Linie befindet. Dabei spreizt Du die Finger, so weit es geht.

2. Nun dehnst Du Deine Wirbelsäule und schiebst den Kopf weg von den Fersen, so dass der Körper sich in einer geraden Position befindet. Dann drehst Du die Schultern weg vom Körper – und solltest die Dehnung der Muskulatur des Rückens dabei deutlich spüren. Halte für acht Atemzüge diese Position. Dann senke Deinen Körper langsam auf den Boden.

3. Wiederhole diese Übung so oft wie möglich. Diese Yoga-Übung hält fit und hilft bei der Gewichtsreduktion.

Quelle: http://www.asanayoga.de/blog/yoga-uebungen-fuer-zuhause/

<u>**Genuss**</u>

Ein ganz wichtiger Faktor bei der Bekämpfung von Stress ist, dass Du das richtige Verhältnis von Pflicht und Kür, von Arbeit und Genuss wahrst. Vernachlässige nicht die schönen Dinge im Leben! Genieße am Abend ein liebevoll zubereitetes Essen zu Hause oder beim Lieblingsitaliener, einen guten Wein, entspannende Musik. Gönne Dir regelmäßig einen Wellnesstag oder ein -wochenende. Einen Nachmittag im Park oder einen Sonntag am Meer. Freue Dich an jeder Blume, an der Sonne auf Deiner Haut, am Rauschen des Meeres....

Tipp: Ein tolles Mittel zur „Entschleunigung" und somit zum Stress-Abbau ist es, einmal „richtig" raus zu kommen. Wie wäre es mit einem Aufenthalt im Kloster für zwei oder drei Wochen? Nimm die dort gefundene Ruhe und Stille anschließend mit in den Alltag!

Ernähre dich gesund!

Nie gab es eine größere Auswahl an Lebensmitteln, nie eine größere Vielfalt. Nicht nur in den Regalen der Supermärkte, auch in denen der Buchläden. Es wimmelt nur so von Ratgebern für gesunde Ernährung. Für jeden ist etwas dabei: für Fleischliebhaber, für Vegetarier, für Veganer, für Paleo-Freaks, für Anhänger der makrobiotischen Küche, es gibt Speisen für Laktoseintolerante und Glutenallergiker. Was ist richtig – Low Carb oder Weight Watchers oder Atkins? Trotz der großen Auswahl gab es noch nie so viele übergewichtige Menschen. Wie kann das sein?

„Fett macht fett!" - lautete der Slogan von den 70ern bis in die 2000er Jahre. Fett wurde fast komplett aus den Lebensmitteln verbannt, Light-Produkte schossen wie Pilze aus dem Boden und bevölkerten die Regale der Supermärkte und Bioläden. Trotzdem wurden wir immer dicker, und mittlerweile müsste jedem gedämmert haben, dass Light Produkte mitnichten schlanker machen. Davon, dass die meisten auch noch grässlich schmecken, rede ich jetzt mal gar nicht.

Die wahren Übeltäter sind die Kohlenhydrate, und ganz besonders die einfachen Kohlenhydrate in Form von Zucker, diesem verführerischen weißen Pulver, das nicht nur dick macht, sondern auch süchtig, das nicht nur die Zähne und die Figur kaputtmacht, sondern auch die Darmflora.

Nun könnte man einfach sagen: „Gut, dann esse ich keinen Zucker mehr!", wobei „einfach" in dem Zusammenhang auch wieder relativ ist – nur leider findet sich Zucker nicht nur in den „üblichen Verdächtigen" wie Schokolade, Kuchen, Gummibärchen und Cola. Sondern auch in vielen, vielen Produkten, in denen wir niemals Zucker vermuten würden. Oder wusstest Du z.B., dass selbst als „gesund" geltende Lebensmittel wie Fruchtjoghurt oder Müsli echte Zuckerbomben sind? Wusstest Du, dass ein Glas Orangensaft 20 g Zucker enthält, 100 g Tomatenketchup sage und schreibe 22 g? Dazu kommt, dass fast allen verarbeiteten Lebensmitteln Zucker zugesetzt ist. Und nicht nur Zucker, auch jede Menge Zusatzstoffe, die dazu dienen, das Produkt möglichst lange haltbar zu machen und dabei dauerhaft appetitlich aussehen zu lassen.

Zu verarbeiteten Lebensmitteln zählen beispielsweise sämtliche Fertiggerichte, Fertigsaucen wie Ketchup, Cocktailsauce oder Barbecuesauce, Konserven, Fertigzubereitungen von Maggie und Knorr oder Müsli.

Deshalb kann es hinsichtlich Ernährung eigentlich nur einen Tipp geben, wenn Du Deiner Gesundheit Gutes tun willst, und der lautet: Ernähre Dich von frischen Lebensmitteln und vermeide verarbeitete Lebensmittel!

Auf Deinen Speiseplan gehören:

- Fleisch von Weidetieren
- Fisch und Meeresfrüchte

- frisches Obst

- Gemüse

- Hülsenfrüchte

- Vollkornprodukte

- Nüsse und Samen

Auf Deinem Speiseplan sollten Ausnahmen bleiben:

- Süßigkeiten

- Weißmehlprodukte, wie Weißbrot, Kuchen und Kekse

- zuckerhaltige Getränke wie Cola und Limonade

- verarbeitete Lebensmittel

- Fast Food

Wenn Du schlank bist, sind gesunde Kohlenhydrate wie Kartoffeln, besonders Süßkartoffeln oder Vollkornreis ebenfalls in Ordnung.

Wenn Du hingegen abnehmen willst bzw. „aufpassen" musst, solltest Du Kohlenhydrate so weit wie möglich reduzieren.

Ein sehr wichtiger Faktor für eine gesunde Ernährung bzw. Lebensweise ist das Frühstück. Viele Menschen machen den Fehler, auf das Frühstück zu verzichten. Sei es aus morgendlicher Zeitnot, sei es die Annahme,

„morgens bekomme man einfach noch nichts hinunter". Dabei ist das Frühstück wichtig – vielleicht die wichtigste Mahlzeit des Tages überhaupt. Nach der langen Erholungsphase in der Nacht braucht der Körper unbedingt Energie, um in den Tag starten zu können. Bekommt er diese nicht, senkt der Stoffwechsel den Grundumsatz an Kalorien. Und genau das ist der Grund, warum man NICHT abnimmt, wenn man auf das Frühstück verzichtet, sondern im Gegenteil oft sogar zunimmt.

Studien haben dies eindeutig bestätigt: Eine Untersuchung mit abnehmwilligen Menschen, von denen die Hälfte frühstückte, die andere Hälfte jedoch nicht, ergab, dass die „Frühstücker" erfolgreicher in der Gewichtsabnahme waren als die „Nicht-Frühstücker"!

Sorge also jeden Tag für ein ausgewogenes Frühstück – selbst, wenn Du dafür 30 Minuten Schlaf „opfern" musst!

Und ganz wichtig ist das Trinken! Mindestens zwei Liter Wasser oder ungesüßte Kräutertees sind die empfohlene Flüssigkeitsmenge. Auch hin und wieder ein Glas Rotwein am Abend ist völlig in Ordnung und soll sogar vor Herzkrankheiten und Krebs schützen.

Sorge für ausreichend gesunden Schlaf!

Einer der Hauptgründe für psychische Erkrankungen wie Depressionen oder Angsterkrankungen sind Schlafstörungen. Wobei hier zwischen Ursache und Wirkung nicht immer klar unterschieden werden kann. So kann Schlafmangel zu psychischen Erkrankungen führen, oft ist dieser aber auch ein Symptom solcher Erkrankungen.

Deshalb ist ausreichender und guter Schlaf das A und O für eine gute Gesundheit. Nun ist dies oft leichter gesagt als getan. Was nutzt Dir dieser wohlgemeinte Ratschlag: „Du musst ausreichend schlafen!", wenn Du es nun mal einfach nicht kannst? Schließlich wälzt sich niemand freiwillig bis in die Morgenstunden schlaflos im Bett.

Hier ein paar Tipps, wie Du zu einem besseren Schlaf gelangen kannst:

Tipp 1: Sorge für Regelmäßigkeit!

Geh immer etwa zur gleichen Zeit schlafen und stehe auch zur gleichen Zeit wieder auf. So gewöhnt sich Dein Körper an einen Rhythmus. Denk nicht zum Beispiel am Wochenende: „Ach, heute macht es ja nichts, wenn ich bis morgens um 3 fernsehe, denn morgen kann ich ja ausschlafen!" Das klappt erfahrungsgemäß eher selten – Du wirst auch am Wochenende zu Deiner gewohnten Zeit aufwachen und dann entsprechend unausgeschlafen sein.

Tipp 2: Versuche nicht vor- oder nachzuschlafen!

Viele Menschen, die schlecht schlafen, trotzdem aber unter der Woche sehr früh aufstehen müssen, machen den Fehler, den Schlaf am Wochenende „nachholen" zu wollen. Ich kann nur sagen, das funktioniert nicht. Versäumter Schlaf ist genau das – nämlich versäumt und damit WEG und kann auch nicht mit 12 oder 14 Stunden am Sonnabend oder Sonntag „nachgeholt" werden. Der einzige Effekt des Endlos-Schlafens am Wochenende ist nur, dass man völlig aus dem Rhythmus ist, und am Montagmorgen wieder müde und gerädert in die neue Woche startet. Das Gleiche gilt für vermeintliches „Vorschlafen" - z.B. vor einer Party oder einem langen Flug, wenn man zu wenig Schlaf befürchtet.

Tipp 3: Mach nichts Aufregendes am Abend!

Mach mindestens 2 Stunden vor dem Schlafengehen nur noch Dinge, die Dich beruhigen. Trinke spätestens ab 17 Uhr keinen Kaffee oder schwarzen Tee mehr. Und: Keine blutrünstigen Thriller oder Horrorfilme kurz vor dem Zu-Bett-Gehen, kein anstrengender Sport mehr um diese Uhrzeit, und auch nervige Diskussionen mit dem Partner sollten bis zum nächsten Tag warten.

Finde stattdessen ein Ritual am Abend, das Dich beruhigt und den Übergang ins Reich der Träume erleichtert. Das kann ein Bad mit einem entspannenden Aromaöl, eine Meditation oder eine Massage sein.

Tipp 4: Steh im Ernstfall noch einmal auf!

Du wälzt Dich nun bereits seit einer Stunde von einer Seite auf die andere, wirst immer munterer statt müder, und das Gedankenkarussell will sich einfach nicht abschalten lassen?

Dann rate ich Dir – versuche es nicht krampfhaft. Je mehr Du versuchst einzuschlafen, je verzweifelter Du Dir selbst immer wieder sagst: „Aber ich MUSS doch schlafen!" - umso weniger wird es funktionieren. Wenn Du seit 30 Minuten erfolglos versuchst einzuschlafen und absehen kannst, dass der ersehnte Schlaf sich auch in den nächsten 30 Minuten nicht einstellen wird – steh noch einmal auf! Lies eine halbe Stunde ein Buch (aber keinen Krimi!), koch Dir einen Tee oder Kakao, mach ein paar Atemübungen – und dann versuchst Du es einfach noch einmal. Du wirst sehen, diesmal klappt es!

Tipp 5: Überprüfe die äußeren Umstände!

Wenn alle Tipps nichts helfen, kann es nicht schaden, mal einen Blick auf die äußeren Umstände zu werfen. Das Schlafzimmer sollte immer der ruhigste Raum der Wohnung sein. Wohnst Du vielleicht an einer lauten Straße oder in der Nähe eines Gewerbegebietes, wo nachts um drei Uhr lautstark Ware angeliefert wird? Kann man daran etwas ändern, z.B. das Schlafzimmer in einen anderen Raum verlegen? Nicht nur Lärm, auch visuelle Eindrücke können sich erschwerend auf einen gesunden Schlaf auswirken. Gibt es womöglich eine grelle Straßenlaterne direkt unter Deinem Schlafzimmerfenster oder nervige Lichtreklame in Deiner Straße? Versuche solche Störquellen von außen unbedingt auszuschalten oder zu reduzieren!

Bessere Entscheidungen in Sachen Wohlstand

„Geld macht nicht glücklich" heißt es so schön. Das mag wohl wahr sein, andererseits: Wirklich unglücklich macht es auch nicht, oder? Auch wenn viele es nicht zugeben – aber jeder wünscht sich Erfolg und Wohlstand. Geld macht vielleicht nicht glücklich, aber es gibt Sicherheit. Mit einem komfortablen finanziellen Polster lässt sich den Stürmen des Lebens nun einmal leichter trotzen als mit einem chronisch leeren Bankkonto.

Ganz sicher hast Du Dir auch schon insgeheim gewünscht, wohlhabend zu sein, mehr Geld zur Verfügung zu haben, als Du unbedingt zum Leben brauchst, richtig? Dass Du den Lotto-Jackpot knackst oder durch eine bis dato unbekannte, mittlerweile leider von uns gegangene Großtante in Australien über Nacht zu einem Vermögen kommst?

Mit dem entsprechenden finanziellen Polster können wir sorgenfrei leben, uns ein schönes, behagliches Zuhause leisten, ein schickes Auto fahren und auf Reisen die Welt entdecken. Wer kennt es nicht – das unterschwellige Gefühl von Neid, wenn der Nachbar einen schnittigen BMW in der Einfahrt stehen hat, während man selbst zittern muss, ob der eigene, hochbetagte fahrbare Untersatz es noch einmal durch den TÜV schaffen wird?

Oder wenn der Kollege von den Malediven oder den Seychellen schwärmt, während man sich selbst in diesem Sommer mit Mühe und Not ein paar Tage im Bayrischen Wald leisten konnte?

Wie kannst Du es nun aber schaffen, einen gewissen Wohlstand zu erzielen – gegebenenfalls eben auch mit kleinerem Geldbeutel?

Wie triffst Du dir richtigen Entscheidungen für ein Leben ohne finanzielle Sorgen?

Das richtige Verhältnis von Einnahmen und Ausgaben

Schritt 1: Stecke Dir Dein persönliches Ziel!

Jeder von uns hat sein eigenes persönliches Ziel, was er materiell erreichen möchte. Der eine wünscht sich, im Rentenalter sorgenfrei im abbezahlten Eigenheim zu leben, der andere spart möglichst viel an, um den Kindern ein komfortables Erbe hinterlassen zu können, der dritte träumt von einem Alterssitz in Südfrankreich oder auf Gran Canaria. Finde also zunächst heraus, welches Dein ganz persönliches Ziel ist!

Wichtig: Das Erreichen dieses Ziels darf niemals zu Lasten Deiner Ehe/Beziehung/Familie gehen! Wie weiter oben bereits erwähnt, kann man Glück nicht kaufen. Das Wohlergehen Deiner Liebsten sollte immer an erster Stelle stehen! Denn was nutzt es Deinen Kindern, wenn Sie in 30 oder 40 Jahren ein ansehnliches Vermögen erben, in der Gegenwart jedoch auf fast alle Annehmlichkeiten verzichten müssen?

Tipp: Wir haben heute eine viel höhere Lebenserwartung als z.B. noch die Generation unserer Großeltern. Tendenz steigend! Wir werden immer älter und möchten im Alter möglichst sorgenfrei leben. Deshalb sollte jeder privat für sein Alter vorsorgen und so früh wie möglich damit beginnen! Auch werden Deine Kinder es Dir später danken, wenn Du monatlich einen Betrag für Sie zurücklegst – selbst wenn es ein geringer ist!

Schritt 2: Die Bilanz - das richtige Verhältnis von Einnahmen und Ausgaben

Viele Menschen schaffen es auch mit einem komfortablen monatlichen Gehalt einfach nicht, nachhaltig und dauerhaft ein Vermögen aufzubauen. Deutschland liegt, was das Durchschnittsvermögen betrifft, europaweit hinter vielen anderen EU-Ländern. Warum das so ist? Der häufigste Grund ist ein Missverhältnis zwischen Einnahmen und Ausgaben – sprich, nicht wenige geben einfach zu viel aus, nämlich ganz genauso viel oder sogar mehr, als sie einnehmen.

Wenn Du Dich nun entschieden hast, Deinen Wohlstand zu verbessern, musst Du lernen, dass Deine Ausgaben unter Deinen Einnahmen bleiben bzw. dass Du einen Teil Deiner Einnahmen eben nicht ausgibst, sondern beginnst, dies zu investieren.

Zieh also ehrlich Bilanz! Schreib Dir Folgendes auf ein Blatt Papier:

- Wie hoch ist Dein monatliches Nettogehalt?

- Wie hoch ist Dein Barvermögen insgesamt – also wie viel Geld befindet sich aktuell auf Deinem Girokonto und auf eventuellen Sparkonten?

- Besitzt Du eine Immobilie? Wenn ja, ist diese abbezahlt?

- Hast Du Kredite, die abgezahlt werden müssen?

- Gibt es Vermögen in Form von Versicherungen, Wertpapieren o.ä.?

Und auf einem weiteren Blatt Papier notierst Du Folgendes:

- Wie hoch sind Deine monatlichen Fixkosten (Miete oder Rate für Immobilie, Strom, Telefon, Internet)?

- Wie viel benötigst Du pro Woche/pro Monat für Dinge des täglichen Bedarfs (Lebensmittel, Hygieneartikel usw.)?

- Welche weiteren festen Zahlungen musst Du monatlich leisten (Kreditabzahlungen u.ä.)?

Sinn dieser Übung ist, dass Du – wenn Du Vermögen aufbauen willst – es Dir zur Gewohnheit machen musst, weniger auszugeben als einzunehmen. Das Geld, das Du auf diese Weise monatlich einsparst, führst Du einer gewinnbringenden Anlage zu.

Tipp: Nicht wenige Menschen haben einen aktuellen Kontostand von Null oder sogar unter Null.

Aber: Auch mit einem Minus oder einer Null auf dem Bankkonto ist es mit viel Disziplin möglich, seinen Wohlstand zu verbessern und auf lange Sicht ein Vermögen aufzubauen!

<u>**Schritt 3 – Die Einnahmen-Seite**</u>

Zur Einnahmen-Seite lässt sich ganz einfach sagen: Je mehr Geld Du einnimmst, desto mehr kannst Du sparen bzw. investieren. Leider ist dies leichter gesagt als getan. Die Lebenshaltungskosten steigen, was man von den Löhnen leider nicht unbedingt und in jedem Fall behaupten kann. Einen gut bezahlten Job zu ergattern oder eine Beförderung zu bekommen, ist nicht immer so einfach zu realisieren.

Wie kannst Du also Deine Einnahmen erhöhen? Am einfachsten sind die beiden genannten Dinge – eine Beförderung oder ein besser bezahlter Job. Aber auch, wenn dies nicht möglich ist, gibt es einige Möglichkeiten, wie Du Deine Bilanz auf der Einnahmen-Seite verbessern kannst.

Diese könnten beispielsweise sein:

- Könntest Du Dir vorstellen, zumindest zeitweise einen Nebenjob auszuüben? Je nachdem kann ein solcher Dir nicht nur mehr Einnahmen bringen, sondern auch Deinen Horizont erweitern.

- Bist Du vielleicht handwerklich geschickt und/oder hast Du eine unternehmerische Ader? Wie wäre es mit einer – zunächst nebenberuflichen – Selbständigkeit, z.B. mit der Reparatur von Autos oder Computern oder der Anfertigung individueller Möbelstücke?

- Hast Du vielleicht Talente, die Du zu Geld machen könntest? Beispielsweise mit dem

Schreiben von Büchern oder Online-Artikeln oder
Nachhilfe in Deutsch und Englisch?

Schritt 4 – Die Ausgaben-Seite

Wenn Du Deine materielle Situation verbessern willst, ist es ganz wichtig, dass Du Deine monatlichen Ausgaben peinlich genau kontrollierst. Viele Menschen machen den Fehler, genau dies eben nicht zu tun, und schon wird ein beträchtlicher Teil der monatlichen Einnahmen einfach „verplempert".

Jeder kennt es – mal hier zwischendurch ein Eis oder ein Döner, mal dort eine neue Lotion, obwohl man bereits zehn im Badezimmerregal stehen hat – na und wenn die Schuhe gerade um 50% heruntergesetzt sind, kann man ja sowieso nicht „Nein" sagen, oder?

Doch, kann man und sollte man auch, denn sonst geht es nur allzu schnell, und spätestens eine Woche vor der nächsten Gehaltszahlung ist der Dispo bereits wieder bis zum letzten Cent ausgeschöpft, und wieder ist nicht einmal mehr etwas zum Leben, geschweige denn zum Sparen da.

Wie kannst Du diese Situation vermeiden? Indem Du als Erstes ermittelst, wohin genau Dein Geld jeden Monat verschwindet und als Zweites analysierst, welche von diesen Ausgaben wirklich notwendig sind und welche eingespart werden können. Auch hier ist es wieder sehr hilfreich, wenn Du Deine Ausgaben notierst.

Führe dazu ein Haushaltsbuch, in das Du für einen Monat peinlich genau alles aufschreibst, was Du ausgibst, an laufenden ebenso wie an Fixkosten. Wirklich

ALLES – auch die 2 Euro für die Bratwurst zwischendurch, auch die 50 Cent für das Parkticket.

Am Ende dieses Monats prüfst Du Dein Haushaltsbuch. Du kannst auch schon nach zwei Wochen eine Zwischenprüfung durchführen. Und dabei findest Du heraus, was an den Ausgaben wirklich notwendig war und was Du hättest einsparen können. Ist es wirklich notwendig, so oft essen zu gehen? Wie sieht es mit kostspieligen Hobbies aus, wie mit „Lastern“, z.B. Zigaretten oder Schokolade?

Gibt es die Möglichkeit, die monatlichen Fixkosten zu reduzieren – beispielsweise durch einen Anbieterwechsel von Strom oder Telefon/Internet?

Finde heraus, an welchen Ecken Du sparen kannst! Und dann reduziere Deine monatlichen Ausgaben konsequent. Und das auf diese Weise eingesparte Geld wird möglichst gewinnbringend angelegt – und nicht für andere Dinge ausgegeben!

Denk Dich reich!

Du gehörst zu den Menschen, die weniger Geld zur Verfügung haben, als sie gern hätten? Damit bist Du überraschenderweise nicht allein! In vielen Fällen liegt chronischer Geldmangel nicht an mangelndem Fleiß oder fehlender Intelligenz, sondern an einer falschen Einstellung zum Geld, an falschen Denkmustern, die in den meisten Fällen bereits in der Kindheit und Jugend geprägt wurden und dafür sorgen, dass man mit „Mangeldenken" dafür sorgt, dass man sein Leben lang an dem „vom Schicksal zugedachten" Platz verharrt anstatt seine Vermögenssituation zu verbessern.

- Hast Du oft am Ende des Monats kein oder nur noch sehr wenig Geld übrig?

- Hast Du oft Angst, dass Du nicht genügend Geld zur Verfügung hast?

- Hast Du Schulden?

- Hast Du ein „normales", womöglich sogar ein überdurchschnittlich gutes Gehalt, kannst das Geld aber einfach nicht zusammenhalten und bist trotzdem am Monatsende pleite?

- Hast Du das Gefühl, finanziell zu kurz gekommen zu sein?

- Gibst Du oft Geld für Dinge aus, die Du gar nicht brauchst?

Wenn Du etwas ändern willst, ist es zunächst wichtig, Dir klarzumachen, ob Du „reich" oder „arm" denkst. Kann man denn „arm" oder „reich" denken? Ja, das kann man! Hier ein paar Beispiele:

Armes Denken:

- Wenn ich mich in der Schule anstrenge, ein gutes Abi absolviere und danach eine gute Ausbildung oder ein Studium, kann mir nichts passieren. Dann bekomme ich auf jeden Fall einen tollen Job in einem guten Unternehmen, mache Karriere und verdiene genug Geld, um mich versorgen zu können.

- Ständig habe ich Angst, dass das Geld nicht reicht. Leider werden meine Ängste nur allzu oft bestätigt. Insgeheim träume ich davon, durch einen „Glücksfall" – z.B. einen Lottogewinn oder eine unverhoffte Erbschaft – reich zu werden.

- Kein Mensch kann mit ehrlicher Arbeit reich werden, das weiß doch jeder. Man kann sich über Wasser halten, mehr aber auch nicht. Ich gebe die Hoffnung nicht auf, dass ich eines Tages im Lotto gewinne oder einen reichen Partner finde, der mich versorgen wird. Wenn alle Stricke reißen, muss eben der Staat für mich aufkommen.

- Mein Job langweilt mich zu Tode. Ich fühle mich nur noch ausgepowert und gestresst. Den ganzen Tag warte ich auf den Feierabend, die ganze Woche auf den Freitag. Hätte ich genug Geld, würde ich keinen Augenblick zögern, diesen ungeliebten Job zu kündigen. Aber ich habe nun mal nicht genug Geld, deshalb bin ich froh, dass ich überhaupt einen Job habe. Immer noch besser als arbeitslos zu sein. In der heutigen Zeit muss man da einfach Kompromisse machen. Die guten Jobs liegen nun mal nicht auf der Straße.

- Reiche Leute sind arrogante Snobs, und die meisten sind sowieso nicht auf ehrliche Art und Weise zu ihrem Vermögen gekommen. Da bleibe ich doch lieber arm, aber anständig.

- Nichts ist peinlicher, als sich hohe Ziele zu stecken und eine Bauchlandung zu machen. Da backe ich doch lieber kleine Brötchen und setze mir bescheidene Ziele.

- Man lebt nur einmal, und Geld ist zum Ausgeben da! Wozu soll ich sparen? Das, was ich einnehme, gebe ich auch aus.

- Selbstverständlich sind ein guter Schulabschluss, eine gute Ausbildung, vielleicht sogar ein Studium wichtig. Aber nichts davon ist eine Garantie für beruflichen Erfolg und Wohlstand! Dazu habe ich bereits viel zu viele Taxifahrer mit Universitätsabschluss kennengelernt. Ich verlasse mich nicht nur auf Abschlüsse, sondern vor allem auf mich selbst. Ich achte auf Trends – z.B. welche Berufe aktuell gefragt sind und richte mich danach.

- Geld ist für mich schlicht und ergreifend ein Mittel zum Zweck. Und zwar zu dem Zweck, meine Ziele zu erreichen. Mein Geld vermehrt sich und eröffnet mir dadurch immer bessere und neue Chancen.

- Sollte ich etwa auf einen Sechser im Lotto hoffen? Also auf ein Ereignis, das mit an Sicherheit grenzender Wahrscheinlichkeit doch nicht eintreffen wird? Niemals! Ich nehme mein Schicksal selbst in die Hand! Und von nichts kommt nichts! Ich vertraue mir und meinen Fähigkeiten und nutze damit alle Möglichkeiten, mich finanziell zu verbessern.

- Nie im Leben würde ich einen Job machen, der mich langweilt, nur weil er mich mehr schlecht als recht versorgt! Mir ist viel wichtiger, dass meine Arbeit mich ausfüllt und dass ich meine Fähigkeiten und Talente einbringen kann! Wenn ich eine Arbeit mache, mache ich sie gerne und mit Leidenschaft! Und ich weiß: Was ich gerne mache, mache ich zwangsläufig auch gut. Und wenn ich etwas richtig gut mache, wird es zu jeder Zeit jemanden geben, der dafür auch gut bezahlt!

- Ich beurteile Menschen grundsätzlich nicht danach, ob sie vermögend sind oder nicht. Jeder hat es in der Hand, beruflich und somit finanziell erfolgreich zu sein. Am liebsten umgebe ich mich mit Menschen, die ähnlich ticken wie ich – also mit Vordenkern, Visionären, die ihre Chancen beim Schopfe packen.

- Mir ist kein Ziel zu hoch, als dass ich es nicht erreichen könnte. Und wenn ich mir eines gesetzt habe, gibt es nichts und niemanden, der mich davon abbringen könnte. Und lieber erreiche ich 75% von einem großen als 100 % von einem kleinen Ziel. Wie heißt es so schön: Wer kämpft, kann verlieren. Wer nicht kämpft, hat schon verloren! Das ist mein Lebensmotto!

- Jeder, der schon einmal erfolgreich eine große Gewichtsabnahme erreicht hat, hat eines gelernt: Es gibt nur einen Weg dahin – wenn man mehr

Energie verbraucht als zu sich nimmt. Sofern man nicht mit dem berühmten „silbernen Löffel" im Mund geboren wurde, gilt das Gleiche für finanziellen Erfolg: Es funktioniert nur, wenn man mehr Geld einnimmt als man ausgibt. Das heißt aber nun nicht, dass ich geizig bin – im Gegenteil! Ich gebe mein Geld gern für nützliche und schöne Dinge aus – niemals jedoch für unnützen Tand!

Die Tagessparplan-Methode – eine todsichere Methode, mit der wirklich JEDER ein Vermögen aufbauen kann!

Zum Abschluss dieses Kapitels möchte ich Dir noch einen Weg aufzeigen, mit der Du auf jeden Fall mittel- bis langfristig Vermögen aufbauen kannst. Und zwar funktioniert diese Methode bei jedem – egal ob Du über ein großes oder ein kleines Einkommen verfügst. Selbst wenn Du auf staatliche Unterstützung angewiesen bist oder Schulden hast – mit der sogenannten Tagessparplan-Methode kannst Du Dir ein finanzielles Polster ansparen. Du benötigst dafür lediglich die Entscheidung, es durchzuziehen, einen festen Willen und Disziplin.

<u>Wie funktioniert diese Methode?</u>

Es ist ganz einfach: Nimm Dir einen Behälter – z.B. ein Kästchen oder ein Glas. Stell Dir diesen Behälter an eine prominente Stelle in Deiner Wohnung, damit Du ihn ständig vor Augen hast und nicht vergisst. Jeden Morgen legst Du einen bestimmten Geldbetrag in diesen Behälter.

Es versteht sich von selbst, dass sich die Höhe dieses Betrages nach Deinen Möglichkeiten richtet. Es können also 20 Euro, 10 Euro, 5 oder auch nur 2 Euro sein. Und selbst, wenn es nur ein einziger Euro ist, den Du jeden Tag in dieses Gefäß gibst – auch 1 Euro pro Tag wird langfristig zu einem Erfolg führen. Und jetzt keine Ausrede – einen einzigen Euro pro Tag hat jeder, wirklich JEDER übrig!

Als nächsten Schritt legst Du einen Zeitraum fest, den das Geld in dem Behältnis bleiben soll. Möglichkeiten wären beispielsweise sechs Monate, drei Monate oder auch nur ein Monat. Nach Ablauf der Frist entnimmst Du dem Gefäß die Hälfte des sich darin befindlichen Geldes und packst es auf ein Tagesgeldkonto. Dann beginnt der nächste Abschnitt, in dem Du wieder denselben Geldbetrag einwirfst; ist der festgelegte Zeitraum abgelaufen, gibst Du wieder die Hälfte auf das Tagesgeldkonto und immer so weiter.

Wie gesagt, den Zeitraum legst Du fest, aber ich gebe Dir einen Tipp aus eigener Erfahrung, denn ich arbeite seit einigen Jahren selbst mit dieser Methode: Für mich ist die ideale Frist drei Monate. Dies ist eine überschaubare Frist, d.h. Du musst nicht so lange bis zum „Erfolg" – sprich zur Einzahlung auf das Tagesgeldkonto warten. Und selbst, wenn Du nur einen Euro jeden Tag zurücklegen kannst, kannst Du nach Ablauf der ersten drei Monate bereits zwischen 40 und 50 Euro auf das Tagesgeldkonto packen – auf jeden Fall ein guter Anfang!

Ein guter Nebeneffekt ist, dass Du Dich auf diese Weise täglich mit dem Thema Geld beschäftigst. Und zwar nicht fiktiv, sondern ganz konkret mit Geldscheinen oder

Münzen, die Du in der Hand hältst, bevor Du sie in das Gefäß beförderst. Dadurch wirst Du gezwungen, regelmäßig Bargeld abzuheben und im Haus zu haben. Untersuchungen haben nämlich gezeigt, dass die Karte wesentlich lockerer sitzt als Bargeld, sprich, es fällt uns deutlich schwerer, Geldscheine über den Ladentisch zu schieben als die EC- oder Kreditkarte in das Lesegerät zu schieben.

Tipp: Hebe Dir an einem bestimmten Wochentag – z.B. Montag – den Betrag Geld ab, den Du für die Woche benötigst bzw. zur Verfügung hast – nicht nur, für das Tagesgeldkonto, sondern auch für Deinen persönlichen Bedarf. Bezahle ausschließlich mit diesem Geld, auf diese Weise behältst Du den Überblick. Nach zwei oder drei Tagen „Nachholen" ist nicht erlaubt! Spätestens nach zwei Tagen Leitungswasser und Tütensuppen wirst Du gelernt haben, Dein Geld einzuteilen!

Und das Geld auf Deinem Tagesgeldkonto wird stetig mehr werden. Vielleicht nur langsam, aber es wird mehr werden. Und mit dem Konto wird auch Dein Interesse und Bewusstsein für Geld und finanziellen Erfolg wachsen. Es wird nicht lange dauern, dann kannst Du den Betrag, den Du täglich in den Behälter gibst, erhöhen – erst von einem auf zwei, dann auf fünf, und irgendwann auf zehn Euro.

Mit dieser Methode lernst Du:

- dass jeder Vermögen aufbauen kann – auch Du!

- dass die Idee, reich zu sein, nur etwas für wenige Privilegierte ist, grundfalsch ist und in Deinen Gedanken nichts mehr zu suchen hat.

Hast Du Bedenken?

Möglicherweise hast Du Zweifel an dieser Methode und glaubst, sie bringt eh nichts – und schon gar nicht, wenn Du vielleicht wirklich nur einen Euro pro Tag weglegen kannst. Was ist, wenn Du überfallen wirst oder jemand in Deine Wohnung eindringt und das Geld aus dem Behälter stiehlt?

Wie viele Jahre lebst Du schon auf diesem Planeten? Wie oft in dieser Zeit bist Du bestohlen oder ausgeraubt worden? Na siehst Du! Was für ein Risiko gehst Du also ein? Richtig – eigentlich gar keines. Anstatt dessen gibt Dir die Tagessparplan-Methode eine echte Chance, Dein Bewusstsein zu Geld und Wohlstand zu verändern und Dir auf lange Sicht ein Vermögen zu schaffen.

Danach ist auch eine Investition in Dich selbst, eine Schulung oder Fortbildung für einen neuen Job, oder ein Umzug in eine andere Wohnung möglich.

Wege zu mehr Glück

Du glaubst, zu kurz gekommen zu sein? Vom „Glück"
oder vom „Schicksal" benachteiligt zu sein? Du schielst
gern nach links und rechts, zu denen, die es vermeintlich
besser getroffen haben? Die mehr verdienen, attraktiver
sind, schlanker sind, besser beim anderen Geschlecht
ankommen? Denen scheinbar alles gelingt, was sie auch
nur anfassen?

Ich sage Dir – Glück ist keine reine Glückssache! Und hat
wenig bis gar nichts mit Besitz oder anderen materiellen
Dingen zu tun. Glück und Zufriedenheit ist in erster Linie
eine Frage der Einstellung. Und es braucht nicht viele
Dinge, um sich glücklich zu fühlen!

**Dies sind die wichtigsten Säulen für das
Glücklich-Sein:**

- Gutes soziales Umfeld

- Freiheit

- Der richtige Beruf

- Gesundheit

- Dankbarkeit

Das soziale Umfeld

Menschen, die über ein gutes und intaktes soziales Umfeld verfügen, sind auf der Glücksleiter sehr weit oben anzutreffen. Das bedeutet nicht nur eine glückliche Partnerschaft, sondern auch einen wirklich guten Freundeskreis bestehend aus Personen, auf die man sich jederzeit verlassen kann und eine harmonische Beziehung zu Eltern, Geschwistern und anderen Angehörigen.

Freiheit

Dies ist ein ganz wichtiger Punkt für das Glücksempfinden – das Gefühl, man tut genau das, was für einen selbst richtig ist und nicht das, was andere von einem erwarten. Glücklich ist der, der immer sagen kann „Das, was ich tue, will ich wirklich und zu jeder Zeit" und nicht „Ich muss das und das tun". Wie viele Menschen verbringen Ihr Leben damit, den Erwartungen anderer zu entsprechen – erst denen der Eltern, dann denen des Partners, dann denen der Kinder....dabei versäumen sie zu erkennen, was SIE wirklich wollen und das auch umzusetzen. Wie heißt es so schön?

Glücklich ist nicht, wer immer tut, was er will. Glücklich ist, wer immer will, was er tut.

Lebe danach!

Der richtige Beruf

Dieser Punkt hängt sehr eng mit dem vorhergehenden zusammen. Während unseres Berufslebens verbringen wir ein Drittel unserer Zeit am Arbeitsplatz. Es gibt nichts Schlimmeres, als sich jeden Morgen zu einer ungeliebten und unbefriedigenden Arbeit zu „schleppen", und das Jahr für Jahr, bis zum ersehnten Ruhestand. Jemand, der seine Arbeit gern und mit vollem Herzen macht, ist auf jeden Fall glücklicher als jemand, der halt einfach „seinen Job macht", weil dieser ihn eben ernährt und immer noch besser ist, als dem Staat auf der Tasche zu liegen.

Und noch etwas: Je mehr ein Mensch seine Talente und Fähigkeiten in seine Arbeit einbringen kann, umso mehr trägt diese zu seinem Glücksempfinden bei. Ich hatte dieses Glück – ich konnte mein Hobby zum Beruf machen. Willst Du glücklich werden – tu es ebenso!

Gesundheit

Auch wenn es eine Binsenweisheit ist – ein gesunder Mensch empfindet sich als glücklicher als ein kranker Mensch. Was Du zur Verbesserung Deiner Gesundheit tun kannst, kannst Du in Kapitel 1 noch einmal nachlesen.

Dankbarkeit

Dem Thema Dankbarkeit möchte ich einen etwas längeren Abschnitt in diesem Kapitel widmen – denn eine dankbare Haltung ist vielleicht die wichtigste Strategie für mehr Glücksempfinden. Eine dankbare Haltung kann und sollte jeder lernen!

Wie oft am Tag sagst Du das Wort „Danke"? Wahrscheinlich sehr oft, und genauso wahrscheinlich ist das „Danke" in den meisten Fällen eine Höflichkeitsfloskel und kommt nicht aus tiefstem Herzen.

Wann hast Du das letzte Mal aus tiefstem Herzen Dankbarkeit für etwas empfunden, das Dir zur Selbstverständlichkeit geworden ist? Zum Beispiel dafür, dass Du am Morgen gesund aufgewacht bist, dass Du Augen hast, die die Schönheit der Welt sehen, ein schlagendes Herz, das Dich am Leben erhält?

Hast Du schon einmal an einem – wie üblich – reich gedeckten Tisch gesessen und für all die guten Gaben gedankt? Dafür, dass Du immer genug zu essen hast, niemals hungern musst?

Oder für Dein Auto, das Dich treu von A nach B bringt? Auch wenn es schickere „Schlitten" gibt? Oder für Deine Wohnung, dafür, dass Du ein Dach über dem Kopf hast –

auch wenn es schönere und luxuriösere Häuser und Anwesen gibt?

Hast Du schon einmal Deinen Partner oder Deine Partnerin angesehen und hast tiefe Dankbar- keit empfunden? Dafür, dass es diesen Menschen in Deinem Leben gibt, und dafür, was er oder sie alles an Schönem und Gutem in Dein Leben gebracht hat?

Wann hast Du das letzte Mal „Danke" gesagt und dies genau so gemeint?

Nimm Dir jeden Tag ein paar Minuten Zeit, ganz bewusst dankbar zu sein. Für das Wasser, das selbstverständlich in der gewünschten Menge und Temperatur aus dem Hahn kommt, für den Sonnenaufgang, für den blühenden Obstbaum, für das Kinderlachen, das durch das Fenster dringt.....Gelegenheiten, dankbar zu sein, gibt es unendlich viele!

Dankbarkeit macht glücklich!

Mehrere Universitäten haben hierzu Studien durchgeführt – alle mit dem gleichen Ergebnis, nämlich, dass eine dankbare Haltung zu einem erhöhten Glücksempfinden, stärkerem Wohlbefinden und besserem Selbstwertgefühl führt.

Eine dankbare Haltung führt zu:

> - einer positiveren Lebenseinstellung
> - mehr Glücksempfinden
> - mehr Optimismus
> - einer verbesserten Gesundheit
> - besserem Schlaf
> - mehr Aufmerksamkeit und Energie

Warum macht Dankbarkeit glücklich?

Eigentlich ist es doch ganz einfach: Wenn Du ständig darüber nachdenkst, was in Deinem Leben besser sein könnte, was in der Vergangenheit falsch gelaufen ist, wie es andere vermeintlich besser getroffen haben, wirst Du immer unzufriedener und unglücklicher werden. Wenn

Du Dich dagegen an dem erfreust, was Du hast, es wertschätzt und das Gute daran siehst, bist Du zufrieden, und Dein Glücksempfinden steigt.

15 Dinge, für die Du dankbar sein kannst

Zum Abschluss habe ich 15 Dinge zusammengestellt, die Dir alltäglich und selbstverständlich erscheinen mögen, die es aber durchaus wert sind, wirklich einmal ganz bewusst Dankbarkeit zu empfinden.

1. Wasser

Es ist so selbstverständlich, dass Du den Wasserhahn aufdrehst, und das kostbare Nass kommt in gewünschter Menge und Temperatur heraus. Nicht überall ist dies so. Es gibt Länder auf unserem Planeten, da laufen die Menschen einen halben Tag, um Wasser aus dem Brunnen zu holen. Wasser ist kostbar, es stillt nicht nur unseren Durst, es lässt unsere Haut strahlen und fördert die Leistung unseres Gehirns. Ohne Wasser kein Leben – nicht länger als 2 Tage können wir ohne Wasser auskommen. Seien wir dankbar!

2. Sonne

Auch ohne Sonne gäbe es kein Leben. Keine einzige Pflanze würde ohne Sonnenlicht wachsen, und wir hätten ohne Pflanzen keinen Sauerstoff zum Atmen. Die Sonne macht glücklich – im wahrsten Sinne des Wortes, denn Sonnenlicht setzt Glückshormone frei. Nicht wenige Menschen werden in den Wintermonaten schwermütig oder sogar depressiv. In Skandinavien feiert man „Mittsommer" mit einem rauschenden mehrtägigen Fest – nämlich dann, wenn die Sonne am höchsten steht!

3. Regen

Ja richtig – auch Regen ist ein Grund für Dankbarkeit. Vielen Menschen verhagelt der Regen regelrecht die Stimmung. Kann ich nicht nachvollziehen – ich liebe Regen! Gibt es einen schöneren Duft als die Luft nach einem heftigen Sommergewitter? Und ohne Regen gäbe es keinen Regenbogen – eines der schönsten Schauspiele, das die Natur uns bieten kann!

4. Eltern

Deine Eltern sind die beiden Menschen, die Dir das Wertvollste, das Du besitzt, geschenkt haben – Dein Leben. Sie haben Dich nächtelang herumgetragen, wenn Du geweint hast, Dich bei Deinen ersten holperigen Schritten begleitet und aufgefangen. Sie haben Dir bei den lästigen Hausaufgaben geholfen und die Tränen Deines ersten Liebeskummers abgewischt. Sie haben Dich zu dem Menschen gemacht, der Du bist und Dich – als es an der Zeit war – in Dein eigenes Leben entlassen. Du hast also allen Grund, dankbar für Deine Eltern zu sein. Du wirst sie nicht ewig haben – schätze sie, ehre sie und danke ihnen, so lange Du es noch kannst!

5. Kinder

Frag eine Putzfrau, frag eine Managerin, frag einen Bankdirektor, frag einen Arbeitslosen, was der glücklichste Moment in ihrem Leben war. Sofern sie Kinder haben, verspreche ich Dir, wird die Antwort bei allen gleich ausfallen: „Der schönste und glücklichste Moment meines Lebens war der, als mein Kind/meine Kinder auf die Welt kamen." Mir geht es nicht anders. Nie habe ich ein größeres Glück empfunden als an den beiden Tagen, an denen meine Söhne in mein Leben kamen. Ich bin für diese beiden tollen Jungen unendlich dankbar!

6. Die Erde

Leben wir nicht auf einem wunderschönen Planeten? Bist Du lieber am Meer, an einem See oder in den Bergen? Wie viele faszinierende Pflanzen- und Tierarten gibt es! Geh regelmäßig nach draußen – in den Wald, ans

Wasser oder in Deinen Garten! Genieße die Schönheit der Natur und sei dankbar dafür!

7. Genug zu essen

Warst Du schon einmal dankbar dafür, dass Du genug zu essen hast? Dass Du Dich wahrscheinlich in Deinem Leben schon öfter mit dem Thema befasst hast, möglichst wenig zu essen anstatt immer satt zu werden? Leider Realität in unserer Überflussgesellschaft!

Wie wählerisch wir geworden sind, wie viele wertvolle Lebensmittel landen Tag für Tag im Müll anstatt auf unseren Tellern! Seit ich Länder bereist habe, in denen Menschen hungern, hat sich meine Einstellung zum Essen radikal geändert. Ich bin dankbar für jede Mahlzeit. Sei Du es auch!

8. Frieden

Seien wir dankbar, in einem Land leben zu dürfen, in dem Frieden herrscht! Nie gab es in Europa eine längere Periode des Friedens wie seit dem 2. Weltkrieg. Das war nicht immer so und ist nicht selbstverständlich. Meine Mutter musste einen großen Teil der schönsten Jahre ihrer Kindheit im Bunker verbringen und verlor zwei ihrer Brüder an den schlimmsten aller Kriege. Grund genug, dankbar zu sein für unser Leben in Frieden.

9. Das Internet

Oft frage ich mich, wie hat das Leben früher nur funktioniert? Wie haben wir bitteschön unseren Alltag gemeistert? Mit „früher" meine ich diese lange graue Epoche, als es das World Wide Web noch nicht gab. Wie haben wir beispielsweise unseren Urlaub gebucht? Wie uns über Preise von Möbeln und Autos informiert? Wer hat uns erklärt, wie wir von Hamburg nach Köln kamen?

Kaum vorstellbar, dass es das Internet erst seit etwa einem Vierteljahrhundert gibt – so selbstverständlich und unverzichtbar ist es für uns alles geworden. Mittlerweile kann man im Internet Geld verdienen, Häuser kaufen, einen Partner finden. Kurz – es gibt nichts, was man nicht im Netz findet. Seien wir also dankbar für diese geradezu unbegrenzten Möglichkeiten!

10. Genügend Geld

Wie heißt es so schön? Bei Geld hört jede Freundschaft auf – und da ist etwas dran. Es gibt wenig, was auf dieser Welt so viel Leid und Neid erzeugt wie der schnöde Mammon. Es gibt kaum jemanden, den das Thema kalt lässt. Wer kein Geld hat, will welches haben. Wer wenig Geld hat, will mehr haben, wer viel Geld hat – ebenfalls. Hand aufs Herz – hast Du nicht auch schon insgeheim andere beneidet – um das schickere Auto, den tolleren Urlaub, das größere Haus?

Dann stell Dir einmal folgende Fragen:

Hast Du ausreichend Geld, um Deine monatlichen Fixkosten zu begleichen, Deine Rechnungen zu zahlen und Deinen Kühlschrank zu füllen?

Wenn dem so ist, geht es Dir besser als der Hälfte der Weltbevölkerung. Und wenn es vielleicht sogar hin und wieder für den Luxus neuer Klamotten und einen Urlaub reicht – kannst Du Dich wirklich glücklich schätzen und hast allen Grund, dankbar zu sein!

11. Gaben und Talente

Ich habe ein Talent, Fremdsprachen zu erlernen und zu schreiben. Mit beiden Talenten verdiene ich Geld – ich habe also das große Glück, dass ich meine Gaben zum Beruf machen konnte. Dafür bin ich sehr dankbar, denn dies ermöglicht mir, meinen Lebensunterhalt mit Dingen zu verdienen, die ich sehr gern tue. Was sind Deine Talente? Ob Musik, Malerei oder Sport – sei dankbar für Deine Gaben!

12. Bücher

Bücher sind mein Leben – ich lese nicht nur leidenschaftlich gern, ich schreibe auch welche. Bist Du auch eine Leseratte? Für mich gibt es nicht Schöneres, als an einem stürmischen Herbstabend ein gutes Buch zu verschlingen. Was ist daran Besonderes, fragst Du jetzt vielleicht. Nun, das Lesen von Büchern ist nicht selbstverständlich. Weltweit gelten eine Milliarde Menschen als Analphabeten. Selbst hierzulande können 4 Prozent der Menschen gar nicht oder nur sehr eingeschränkt lesen und schreiben.

Seien wir also dankbar, dass wir lesen und schreiben können, und für alle Bücher, die wir lesen durften, genau so wie für alle, die noch auf uns warten!

13. Dein Job

Wie oft sind wir genervt von unserem Job! Jeden Morgen Stress und Hetze, um pünktlich hinzukommen, und dann die ewig gleiche Routine, die Macken der Kollegen, der Jähzorn des Chefs.... Verständlich.

Und doch: Dein Job gibt Deinem Tagesablauf Struktur, und er verschafft Dir die Möglichkeit, Deinen Lebensunterhalt zu bestreiten. Vielleicht ist es gerade nicht der Job Deiner Träume – dann ist es vielleicht an der Zeit, über eine Veränderung nachzudenken. Im Moment aber freue Dich, dass Du diesen Job hast und sei dankbar für ihn.

14. Ein neuer Tag

Ganz sicher kennst Du es auch – das Kinderlied „Guten Abend, gute Nacht", mit dem man die lieben Kleinen ins Reich der Träume begleitet. Ich habe es meinen Kindern vorgesungen, und ich habe es in meiner Kindheit unzählige Male gehört. Ein sehr schönes Lied – wenn es bei mir auch unterschwellig immer ein bisschen Angst ausgelöst hat. Weil nämlich eine Zeile lautet: „Morgen früh, wenn Gott will, wirst Du wieder geweckt".

Nicht selten lag ich nach dem Lied noch eine Weile wach und fragte mich mit bangem Herzen: „Was aber, wenn Gott nicht will, dass ich wieder geweckt werde? Was, wenn es keinen neuen Tag für mich gibt?" Vergiss nie, dass es nicht selbstverständlich ist, dass es ein Morgen für Dich gibt. Sei dankbar für jeden neuen Tag!

15. Du!

Last but not least: Du bist ein einzigartiger, wunderbarer Mensch – ein Unikat! Noch nie hat es einen Menschen wie Dich gegeben, und nie wieder wird es einen solchen geben! Sei dankbar für diesen einmaligen Menschen und für Dein Leben. Und mach das Beste daraus!

Zum Abschluss dieses Kapitels und dieses Buches möchte ich Dir noch mein Lieblingszitat von Francis Bacon mit auf den Weg geben:

Nicht jeder Glückliche ist dankbar.

Aber jeder Dankbare ist glücklich.

Vertiefend kannst du auch hier auf ein weiteres Buch zurückgreifen das Dir das Thema Dankbarkeit noch näher bringt: Dankbarkeit – Ab heute werde ich glücklich und liebe mein Leben. Von T. Breise

Schlusswort

Vielen Dank für den Erwerb und das Lesen meines Buches!

Glück, Gesundheit und Wohlstand sind entscheidende Säulen unseres Wohlbefindens, und es gibt eine Menge Dinge, die Du tun kannst, um jede einzelne davon zu verbessern.

Ich hoffe, ich konnte Dir ein paar wertvolle Anregungen geben, wie Du in Zukunft gesunder, glücklicher und mit mehr Wohlstand lebst.

Nun ist es an Dir, das Gelernte umzusetzen und Dir einen „Schubs" zu einem in jeder Hinsicht besseren Leben zu geben! Viel Erfolg. Treffe die Entscheidung.

Urheberrechte

Die Inhalte dieses Werkes unterliegen dem deutschen Urheberrecht. Die Vervielfältigung, Bearbeitung, Verbreitung und jede Art der Verwertung außerhalb der Grenzen des Urheberrechtes bedürfen der schriftlichen Zustimmung des jeweiligen Autors bzw. Erstellers. Downloads und Kopien dieser Seite sind nur für den privaten, nicht kommerziellen Gebrauch gestattet.